Badra Bahri
Ines Sdiri

Falha da ventilação não invasiva em doentes com covid-19

Badra Bahri
Ines Sdiri

Falha da ventilação não invasiva em doentes com covid-19

Aspectos clínicos e factores preditivos

ScienciaScripts

Cover image: www.ingimage.com

This book is a translation from the original published under ISBN 978-620-6-72294-6.

Publisher:
Sciencia Scripts
is a trademark of
Dodo Books Indian Ocean Ltd. and OmniScriptum S.R.L publishing group

120 High Road, East Finchley, London, N2 9ED, United Kingdom
Str. Armeneasca 28/1, office 1, Chisinau MD-2012, Republic of Moldova, Europe
Printed at: see last page
ISBN: 978-620-8-31128-5

ÍNDICE

INTRODUÇÃO

A COVID-19 é uma doença infecciosa causada por um novo coronavírus, o SARS-CoV-2 (severe acute respiratory syndrome coronavirus 2), um vírus de RNA de cadeia simples com envelope responsável por infecções respiratórias. principalmente de baixa altitude com manifestações variáveis (1).

Tornou-se rapidamente uma emergência sanitária mundial e, após ter sido declarada pela primeira vez em 1er de dezembro de 2019 na China (2), a Organização Mundial de Saúde qualificou-a como pandemia em março de 2020, com mais de 100 países afectados. (3)

Esta doença nova e emergente caracterizou-se por uma evolução epidemiológica em vagas sucessivas. Isto foi explicado pelo poder mutagénico do vírus, criando diferentes perfis epidemiológicos de um país para outro, com diferentes apresentações clínicas.

Os sintomas podem variar desde uma forma ligeira com uma simples tosse e sintomas semelhantes aos da gripe, até formas graves que causam insuficiência respiratória aguda (IRA) que pode evoluir para síndrome de dificuldade respiratória aguda. Estas formas graves requerem cuidados intensivos, com recurso frequente a ventilação mecânica (não invasiva ou invasiva). (4)

De acordo com uma coorte internacional realizada entre 30 de janeiro de 2020 e 5 de janeiro de 2022, incluindo 700 000 doentes de 70 países, 16% dos doentes necessitaram de admissão nos cuidados intensivos e 61,3% necessitaram de ventilação invasiva (2). Nestes doentes, a mortalidade intra-hospitalar foi elevada (3).

Desde que o primeiro caso foi identificado na Tunísia, em 2 de março de 2020, o nosso país tem assistido a um rápido aumento do número de casos, levando à saturação dos serviços de emergência e de cuidados intensivos. Até outubro de 2022, registar-se-ão 1,15 milhões de casos de COVID 19 na Tunísia, com mais de 30 000 mortes (2).

Esta evolução particular da COVID 19 levou à necessidade (tanto a nível internacional como nacional) de uma abordagem dinâmica e progressiva da gestão que se adapte aos diferentes quadros clínicos apresentados. Inicialmente, na ausência de um consenso bem definido e na disponibilidade de diferentes dispositivos de ventilação, a gestão da ventilação variava de uma equipa para outra. Algumas equipas recomendaram a ventilação mecânica invasiva (VMI) desde o início para limitar o risco de aerossolização e de contaminação. Outras optaram pela ventilação não invasiva (VNI) como tratamento de primeira linha, recorrendo à ventilação invasiva em caso de falha (4) .

Atualmente, para a maioria das equipas, a ventilação não invasiva continua a ser a técnica ventilatória de referência, em particular o modo SV-AI-PEP (5). O seu objetivo é evitar a necessidade de ventilação mecânica invasiva, que está associada a uma elevada taxa de mortalidade (3). Na ausência de recomendações, o momento e os critérios de intubação são geralmente deixados ao critério do clínico (6). Como resultado, a decisão de intubar pode por vezes ser atrasada, com o risco de agravamento das lesões pulmonares e do prognóstico do doente. Este facto pode ter um impacto negativo nos resultados de estratégias não invasivas ou mesmo invasivas, com elevada mortalidade em doentes críticos com COVID-19 (7,8). Embora vários estudos tenham demonstrado a eficácia da ventilação não invasiva (11), outros tentaram definir os factores que predizem o seu fracasso (6).

Uma melhor compreensão dos factores que levam ao insucesso da VNI poderá permitir às unidades de cuidados intensivos estabelecer uma gestão dinâmica desta patologia grave, de modo a garantir cuidados óptimos e adequados. O objetivo do nosso estudo foi descrever as caraterísticas epidemiológicas, clínicas, radiológicas e terapêuticas, bem como a estratégia ventilatória, de doentes hospitalizados com pneumonia grave por COVID19, e identificar factores preditivos de insucesso da VNI.

MÉTODOS

1. Tipo e localização de estudo

Trata-se de um estudo descritivo, retrospetivo e monocêntrico realizado na unidade de urgência e de cuidados médicos intensivos do Hospital Habib Thameur de Tunes, durante o período de 07/07/2020 a 31/12/2020.

2. Localização o estudo

O estudo foi efectuado na unidade de urgência e de cuidados intensivos do Hospital Habib Thameur de Tunes, um hospital universitário com várias especialidades médicas e cirúrgicas, mas sem serviço de pneumologia.

O serviço de urgência e de cuidados intensivos é uma unidade polivalente. Dispõe de uma unidade de urgência, de uma unidade de cuidados intensivos médicos com uma capacidade de 8 camas e de uma unidade de cuidados intensivos para doentes internados com infeção por COVID 19 com uma capacidade de 13 camas.

Este é o serviço de referência da COVID 19 a nível hospitalar desde o início da pandemia de COVID 19 em 2020.

3. População estudada

3.1 Critérios de inclusão

➢ Doentes com uma infeção por COVID 19 na sua forma crítica, de acordo com a definição do INEAS (abril de 2021), e hospitalizados há mais de 48 horas.

➢ Mais de 18 anos de idade

➢ Utilização de suporte ventilatório não invasivo

3.2 Não critérios de inclusão

- Doentes admitidos com COVID-19 não crítico
- Todos os doentes com uma duração de internamento inferior a 48 horas.
- Utilização de ventilação invasiva desde o início

3.3. Critérios de exclusão

-Ficheiros em falta.

4. critérios de avaliação

O resultado primário foi o insucesso da VNI e a utilização de ventilação mecânica invasiva.

O ponto final secundário foi a mortalidade.

5. Recolha de dados

Para cada doente incluído no estudo, os dados foram recolhidos num formulário normalizado **(Anexo 1)**, com base nos registos médicos, fichas de acompanhamento e relatórios de hospitalização (evolução, investigações, registo médico informatizado).

Os parâmetros recolhidos foram :

5.1. Dados anamnestic

- Identificação do doente: apelido, nome próprio, sexo e data de nascimento.
- Antecedentes pessoais: idade, antecedentes médicos.
- Sinais funcionais antes da admissão na unidade de cuidados intensivos
- Consulta de pré-admissão

5.2. Sinais clínicos

- A temperatura
- Exame físico
- Sinais de dificuldade respiratória

5.3. Dados paraclínicos

5.3.1. Dados biológicos

- Análise da gasimetria arterial (ABG)

- Hemograma.
- Ensaios de D-dímero e fibrinogénio
- Dados da função renal,
- Dados sobre a inflamação (níveis de PCR e procalcitonina)
- Resultados da amostragem bacteriológica.

5.3.2. Dados de tomodensitometria

- A percentagem de envolvimento parenquimatoso foi estimada de acordo com uma classificação visual de 5 graus (9,10), bem como a presença ou ausência de embolia pulmonar associada.
- Descrevemos também a presença ou ausência de imagens sugestivas de envolvimento na COVID: vidro despolido, pavimento irregular e condensação.
- Presença de sinais de fibrose e possível patologia pulmonar.

5.4. Cobertura

5.4.1 Apoio ventilação

A gestão da ventilação baseou-se em vários modos (11):

- Oxigenoterapia simples
- Ventilação não invasiva (VNI) em modo SV-AI-PEP ou CPAP, seus parâmetros e duração.
- Oxigenoterapia nasal de alto fluxo do tipo Optiflow (HFO), seus parâmetros e duração.
- Ventilação mecânica invasiva (IMV), seus parâmetros e duração

5.4.2 Posição prona

O decúbito ventral (DP) é uma técnica simples recomendada para o tratamento da hipoxémia grave na SDRA e consiste em colocar o doente em DP. Existem quatro fases principais nesta manobra:

- **Preparar o doente :**

• Efetuar a medição dos sinais vitais hemodinâmicos e respiratórios.

• Realização de tratamentos oftalmológicos e de oclusão.

• Cuidar da boca e do nariz.

• Certificar-se de que as sondas estão bem fixadas e verificar se os cateteres estão patentes.

• Proteger o queixo e os joelhos com um penso hidrocolóide.

- **Virar o doente** (com três ou cinco prestadores de cuidados, consoante a estatura do doente):

• Colocar o doente de lado, utilizando o lençol por baixo.

• Retirar os eléctrodos do tórax.

• Colocar um lençol novo na cama do doente.

• Virar o doente de barriga para baixo e centrá-lo.

- **Acomodar o paciente:**

• Voltar a colocar os eléctrodos nas costas do doente.

• Proteger os pontos de pressão com pele artificial, como a Duoderma, para evitar escaras.

• Posicionar a cabeça do doente de lado e variar a posição de 3 em 3 horas.

• Posicionar os braços do doente: o braço oposto à intubação ao nível dos olhos e o outro ao lado do corpo.

• Colocar as pernas do doente sobre uma almofada (ao nível das canelas).

• Posicionar as sondas e os drenos e verificar a permeabilidade dos acessos vasculares.

• Verificar a permeabilidade das vias respiratórias vias respiratórias e efetuar uma se necessário.

• Reclinação da cama na posição proclinada até 20°.

• Efetuar a medição dos sinais vitais hemodinâmicos e respiratórios.

5.4.2. Apoio hemodinâmica

O suporte hemodinâmico foi necessário em pacientes em choque sético com o uso de norepinefrina/epinefrina e todas as medidas convencionais de ressuscitação (12).

Nos casos de suspeita ou confirmação de disfunção cardíaca, foi prescrita dobutamina (13).

Registámos a presença ou ausência de choque inicial na admissão ou durante a hospitalização, bem como a utilização e a duração dos fármacos vasoactivos.

5.4.3. Tratamento farmacológico :

Todos os nossos doentes receberam tratamento em conformidade com as recomendações e diretrizes internacionais.

Tratamentos utilizados :

▪ Anticoagulantes :

A anticoagulação foi profiláctica ou curativa, de acordo com as recomendações actualizadas do INEAS (dependendo da apresentação, da forma clínica e biológica, dos antecedentes do doente e da presença ou ausência de uma complicação tromboembólica) (12).

▪ Terapia com corticosteróides :

Com base na dexametasona na dose de 8mg/d por via intravenosa numa dose única durante 10 dias sem redução (14).

▪ Terapia antibiótica :

Inicialmente (no início da pandemia de COVID 19) era sistemática, mas dado o carácter excecional da co-infeção bacteriana durante a COVID, tal como descrito na literatura, a antibioterapia foi prescrita aos doentes que apresentavam critérios clínicos, radiológicos ou biológicos sugestivos de co-infeção ou superinfeção (15).

Este tratamento antibiótico inicial baseou-se em macrólidos isolados durante cinco dias ou numa combinação de um beta-lactâmico ou de uma cefalosporina de terceira geração com uma fluoroquinolona ou um macrólido.

Em caso de suspeita ou confirmação de uma super-infeção, a antibioterapia foi inicialmente empírica e depois adaptada aos dados microbiológicos e à ecologia da enfermaria (em caso de suspeita de infeção nosocomial).

5.5 Evolução e complicações 5.5.1- Evolução a curto prazo

- Falha da NIV
- Utilização de uma VMI
- Tempo de permanência nos cuidados intensivos.
- Duração da ventilação mecânica
- Taxa de mortalidade
- Tempo de morte em relação à hospitalização e causas de morte.

5.5.2. Complicações ocorridas durante a hospitalização

- Respiratório: SDRA...
- Cardiovascular: choque, complicações tromboembólicas
- Infecções nosocomiais.
- Insuficiência de outros órgãos: renal.

5.6 Pontuações de gravidade

5.6.1 Pontuação de gravidade em na admissão

A gravidade inicial na admissão foi expressa por pontuações:

➢ O Índice de Gravidade Simplificado II :

O Índice de Gravidade Simplificado II (pontuação IGSII (16, 17)) é a pontuação de gravidade mais utilizada nos cuidados intensivos na Europa. Este sistema difere de outros na medida em que foi explicitamente concebido para prever a mortalidade intra-hospitalar, com base em parâmetros presentes na admissão ou no final das primeiras 24 horas de permanência na UCI. **(Apêndice 2)**

➢ Pontuação da Avaliação Sequencial da Falência de Órgãos:

Anteriormente conhecido como Sepsis-related Organ Failure Assessment Score (SOFA Score

(18)), atualmente utilizado para avaliar o grau de disfunção orgânica e a gravidade clínica **(Anexo 3).**

6. Definições

6.1 A definição de variáveis

6.1.1 Infeção COVID 19

O diagnóstico de uma infeção por COVID 19 foi feito quando :

- Um teste positivo para o ARN viral do SARS-CoV-2 por RT-PCR a partir de um esfregaço nasofaríngeo.
- Imagens de TAC fortemente sugestivas.
- Serologia positiva para COVID 19 IgM e/ou IgG.
- Deteção antigénica da COVID 19 através de um teste rápido.

6.1.2 Uma infeção por COVID 19 na sua forma crítica :

De acordo com o INEAS, é definida pela presença de sofrimento vital, choque, sépsis e/ou falência de órgãos e/ou necessidade de assistência respiratória invasiva ou não invasiva com admissão numa unidade de cuidados intensivos.

6.1.3 Uma infeção nosocomial

Trata-se de uma infeção contraída no hospital. Não estava presente quando o doente foi admitido e ocorre após mais de 48 horas num estabelecimento hospitalar.

6.1.4 Pneumonia adquirida no hospital

As pneumopatias nosocomiais são agrupadas em pneumopatia por ventilação mecânica e pneumonia grave, definidas respetivamente como infecções que ocorrem após 48 horas de hospitalização ou ventilação mecânica (invasiva ou não invasiva) (19). Os critérios de diagnóstico são clínicos, biológicos e radiológicos (20). Uma PAV é considerada precoce se ocorrer em menos de 5 dias. Diz-se que é tardia se ocorrer num prazo de 5 dias ou mais.

6.1.4. Uma infeção do trato urinário nosocomial

É definida pela presença de pelo menos um dos seguintes sinais: febre superior a 38°C, urgência urinária, frequência urinária, ardor urinário, dor suprapúbica na ausência de outras causas (20). Pode ocorrer :

Sem cateterização da bexiga ou outras abordagens ao trato urinário: leucocitúria ($\geq 10^4$ leucócitos/ml), uma urocultura positiva ($\geq 10^3$ microrganismos/ml) e não mais do que dois microrganismos diferentes.

- Uma urocultura positiva ($\geq 10^5$ microrganismos/ml) e não mais do que dois microrganismos diferentes, com cateterização da bexiga ou outras abordagens ao trato urinário, em curso ou nos sete dias anteriores.

6.1.5. Uma infeção ligada a cateteres centrais :

Na ausência de bacteriemia, o diagnóstico de infeção associada a cateteres (CAI) baseia-se em:

-Uma cultura de cateter venoso central $\geq 10^3$ CFU/ml.

-E purulência do orifício de entrada do cateter ou tunelite.

Diz-se que é bacteriémica se estiver associada a hemoculturas periféricas e centrais positivas para o mesmo microrganismo.

6.1.6. Bacteremia nosocomial

Define-se pela presença de pelo menos uma hemocultura positiva (associada a sinais clínicos sugestivos de infeção), com exceção dos seguintes microrganismos saprófitas (20) :

- Um estafilococo coagulase-negativo
- A bacillus spp (exceto B. antracis)
- A corynebacterium spp
- A propionibacteruim spp
- Micrococcus spp ou potencial patogénico comparável

É necessário ter duas hemoculturas positivas para os mesmos germes, colhidas durante punções diferentes, em alturas diferentes e num curto intervalo de tempo (normalmente, utiliza-se um máximo de 48 horas).

6.1.7. Candidíase invasiva

A candidíase sistémica ou invasiva é definida como infecções causadas por leveduras pertencentes ao grupo Candida, que inclui a candidemíase e a candidíase visceral profunda (21).

6.1.8. Síndrome de dificuldade respiratória aguda :

A definição de SDRA baseia-se nos 4 chamados "critérios de Berlim" propostos em 2012

- ARF que está a evoluir há uma semana ou menos.
- Esta IRA não é inteiramente explicada pela insuficiência cardíaca.
- A presença de opacidades bilaterais na imagiologia torácica.
- Hipoxemia com uma relação PaO2 / fração inspiratória de oxigénio (FiO2) <300 mmHg com uma pressão expiratória positiva fixada em 5 cmH2O ou mais.

A sua gravidade depende do rácio PaO2/FiO2:

- Ligeira se 201≤ PaO2/FiO2 <300 mmHg.
- Moderado se 101≤ PaO2/FiO2 <200 mmHg.
- Grave se PaO2/FiO2 < 100 mmHg.

6.1.9 Insuficiência renal aguda

É definida pelos critérios KDIGO (Kidney Disease Improving Global Outcomes) 2012 pela presença de um destes critérios [14] :

- Aumento da creatinina sérica ≥0,3 mg/dl (≥26,5 µmol/l) em menos de 48 horas.
- Um aumento da creatinina sérica ≥1,5 vezes os níveis basais em menos de sete dias.
- Diurese <0,5 ml/kg/h durante pelo menos seis horas.

Existem três fases definidas no quadro seguinte:

Tabela I: Estágios da insuficiência renal

Estádio	Creatinina	Diurese
Fase I	1,5-1,9 vezes a creatinina basal Ou ≥ 26,5 umol/l	<0,5 ml/kg/h para 6-12h
Fase II	2-2,9 vezes a creatinina basal	<0,5 ml/kg/h durante ≥ 6-12h
Fase II	3 vezes ou mais a creatinina basal Ou aumento ≥ 353,6 umol/l Ou depuração extra-renal	< 0,3 ml/kg/h durante≥ 24h ou Anúria≥ 12h

6.1.10. Grau de dano radiológico

O envolvimento radiológico típico na pneumonia por COVID-19 é definido pela presença de áreas de vidro despolido sub pleurais periféricas, bilaterais, multilobares, assimétricas, frequentemente posteriores e basais, na imagem de TC do tórax (22). Também pode ser observada condensação parenquimatosa(23). O envolvimento radiológico é estimado como uma percentagem do parênquima pulmonar afetado e correlaciona-se com a gravidade clínica da doença. É progressivo e pode piorar com a evolução da doença(24). O aspeto típico da progressão no tempo do dano parenquimatoso associado à COVID é evidenciado pelo aspeto de "pavimentação louca", que corresponde à sobreposição de áreas de vidro fosco e reticulações intra-lobulares, bem como condensações parenquimatosas mais ou menos retrácteis. O envolvimento máximo da TC é observado aos 10 dias (22).

A Society of Thoracic Imaging (SIT) distingue 4 estádios de acordo com o grau de envolvimento radiológico (22):

1- Mínima se menos de 10% do parênquima pulmonar for afetado.

2- Moderado se o envolvimento parenquimatoso for entre 10% e 25%.

3- Envolvimento extenso do parênquima entre 50% e 75%.

4- Crítico se for superior a 75%.

7. Análise statistics

Os dados foram recolhidos e analisados com recurso ao software SPSS (Statistical Package for the Social Sciences) versão 24.0.

Calculámos frequências absolutas e frequências relativas (percentagens) para as variáveis qualitativas. Calculámos as médias, medianas e desvios-padrão e determinámos os valores extremos para as variáveis quantitativas. Efectuámos uma análise bivariada. Para as variáveis qualitativas, foi efectuado um teste de Pearson chi-2. Em caso de significância no teste qui-2 e presença de pelo menos uma célula com tamanho inferior a cinco, foi utilizado o teste exato de Fisher bicaudal. Para as variáveis quantitativas, realizámos uma regressão logística com uma variável de cada vez. Em todos os testes estatísticos, o nível de significância foi fixado em 0,05.

8. Pesquisar a bibliografia

O Google foi o motor de pesquisa mais utilizado. As bases de dados utilizadas para recolher dados bibliográficos foram principalmente: Pubmed, Science Diret e Clinical Key. As palavras-chave eram coerentes com as do thesaurus biomédico e m francês e inglês.

9. Considerações éticas

Trata-se de um estudo descritivo. O anonimato dos doentes foi respeitado e o estudo foi efectuado no estrito respeito pelo sigilo médico. Os factos clínicos foram relatados numa base puramente observacional

RESULTADOS

1. Estudo descritivo

1.1. A população

Durante o período de estudo de 6 meses, 47 dos 251 doentes admitidos nos cuidados intensivos foram incluídos no nosso estudo.

1.2. Idade

A idade média foi de 61,4±12,7 anos, com extremos que variaram de 24 a 84 anos (Figura 1).

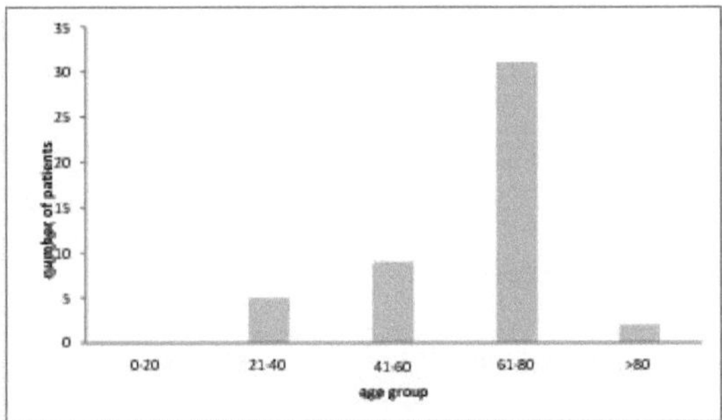

Figura 1: Repartição da população por idade (anos)

1.3. O género

Verificou-se um predomínio do sexo masculino, com um rácio entre sexos de 1,47 (Figura 2).

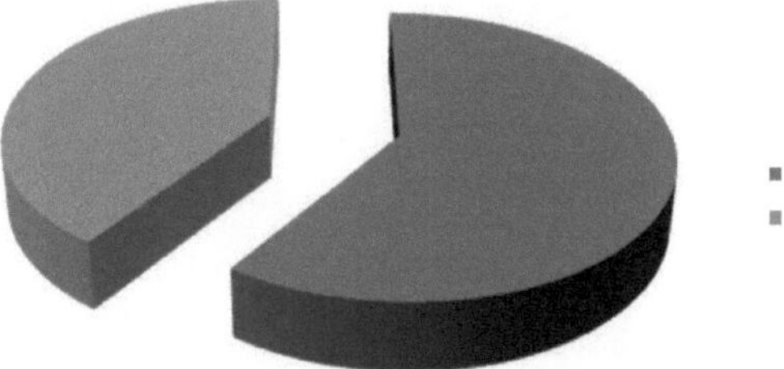

Figura 2: Repartição da população por género

1.4. Uma história de patologia

As comorbilidades eram dominadas pela hipertensão arterial, a diabetes e a dislipidemia. Dez doentes, ou seja, 21,7% da nossa população, eram fumadores. O peso médio da nossa população era de 84,6±21 kg, com um IMC médio de 30,03±5,7. O historial detalhado é apresentado na Tabela II.

Quadro II: Repartição da população de acordo com os antecedentes

História	Número (n=47)	Percentagem (%)
HTA	27	57.4
Diabetes	17	36.2
Dislipidemia	9	21.4
Perturbação do ritmo	6	14.3
Insuficiência renal crónica	5	11.8
DPOC	3	6.4
Asma	1	2.1
Cancro ativo	1	2.1

HTA: hipertensão, DPOC: bronquite pulmonar obstrutiva crónica.

1.5. Gravidade tem o seguinte resultado:

A pontuação média de gravidade do IGS II foi de 32,8±11 (Figura 3).

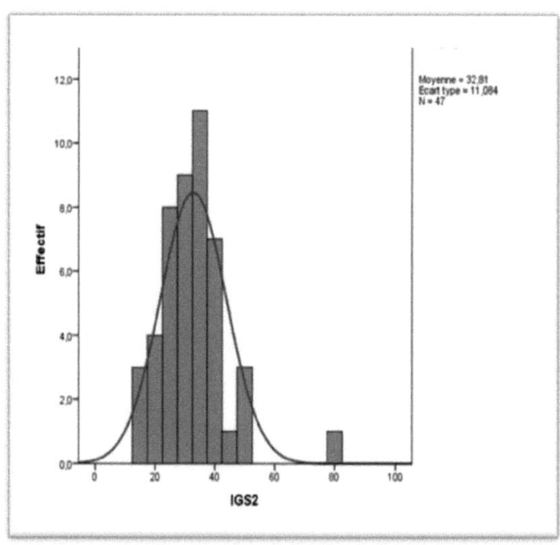

Figura 3: Distribuição da população de acordo com a pontuação IGSII.

1.6. Dados clínicos

A infeção por COVID-19 foi confirmada por um teste rápido em 7 doentes (12,7%) ou por PCR-antiginemia em 32 doentes (68%). Os restantes doentes foram confirmados por imagens radiológicas.

O tempo médio para o início dos sintomas na admissão foi de 8,09±3 dias [1-15]. Toda a população preencheu os critérios para o diagnóstico de SDRA de acordo com a definição de Berlim. A classificação da gravidade da SDRA está detalhada na Tabela III.

Tabela III: Distribuição da nossa população de acordo com a gravidade da SDRA.

SDRA	Número	Percentagem (%)
Luz	5	10.6
Moderado	24	51.1
Grave	17	38.3

SDRA: síndrome de dificuldade respiratória aguda.

Os vários parâmetros respiratórios registados na admissão estão resumidos no Quadro IV.

Tabela IV: Parâmetros respiratórios na admissão.

Parâmetros respiratórios	MOY	E	MÍNIMO	MÁXIMO
Frequência respiratória	29.08	6.8	17	42
SpO2	91.04	8.42	60	100
FiO2	66.09	17	26	100

MOY: média; DP: desvio padrão; SpO2: saturação periférica de O2; FiO2: fração de oxigénio inspirado.

1.7. Dados biológicos

Na admissão na unidade de cuidados intensivos e durante as primeiras 24 horas, todos os doentes foram submetidos a hemograma, hemostase, provas renais e hepáticas, ionograma sanguíneo, procalcitonina e troponina, cujos resultados estão resumidos no Quadro V.

Tabela V: Parâmetros biológicos na admissão.

Balanço	ADMISSÃO	
	avg±ET	Mín/Máx
GB (elt/mm)3	10541±5283	3090/29030
Linfócitos (elt/mm)3	961.9±485	240/2620
PRC	167.8±86	42/350
PCT	1.16±3,57	0.03/21.26
DDimére	3136±7637	190/44057
Fibrinogénio	5.21±1.66	2.09/9.84
AST (UI/l)	60.5±75	17/447
ALT (UI/l)	153±180	9/334
LDH (UI/l)	624±326	155/1369
Troponina (ug/ml)	113±605	0.4/4031
Níveis de albumina	26.6±4.67	18/32
PaO2/FiO2	138±61.7	56/288

WBC: glóbulos brancos, PCT: procalcitonina, LDH: desidrogenase láctica, PaO2: pressão arterial de oxigénio, FiO2: fração de oxigénio inspirado, PaO2/ FiO2: rácio, Avg: média, SD: desvio padrão, Min: mínimo, Max: máximo.

1.8. Dados scannographiques

Foram efectuadas tomografias computorizadas do tórax sem injeção de contraste em 45 doentes (96%). A anomalia radiológica mais comum foi o vidro despolido (95,6%), seguido d a condensação alveolar (78,8%) e da pavimentação em mosaico (72,9%). O envolvimento médio do parênquima pulmonar pela COVID-19 foi estimado em 67,5±17,3%. A Figura 4 detalha o grau de envolvimento pulmonar por TC encontrado na admissão.

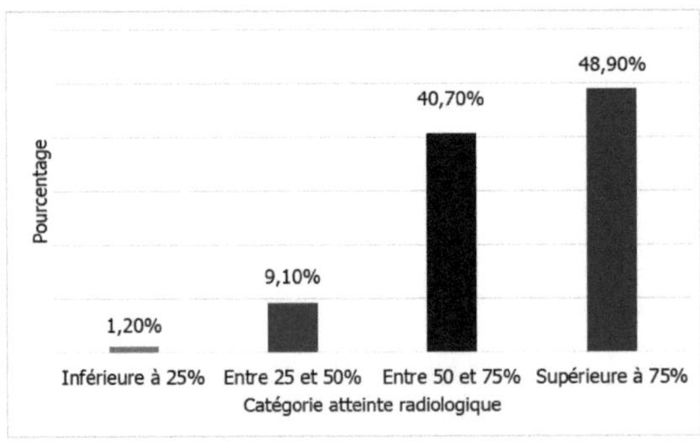

Figura 4: Distribuição da população de acordo com o grau de lesão pulmonar escanográfica.

1.9. Opções de tratamento

1.9.1. Apoio ventilação

Todos os doentes necessitaram de oxigenoterapia para atingir uma SpO2 > 94%. Os suportes ventilatórios utilizados :

- Oxigenoterapia de alto débito (HFO) :

Vinte e um doentes (44,6%) beneficiaram de suporte ventilatório OHD. A FiO2 média foi de 74±22% [35-100] com uma taxa de fluxo média de 49,5±4,9L/min [35-60].

- Ventilação não invasiva (VNI) :

Todos os doentes estão a utilizar VNI com um número médio de sessões por dia de

2,57±0,65 [1-4] e uma duração média de 6,7±4,45 dias [35-60]. Os parâmetros ventilatórios estão detalhados na tabela VI.

Tabela VI: Parâmetros ventilatórios durante a ventilação não-invasiva.

Parâmetros ventilatórios	MOY	E	MÍNIMO	MÁXIMO
FiO2	72.2	2.2	17	42
PEP	8.85	1.16	6	12
IA	10.81	1.42	8	14

MOY: média; DP: desvio padrão; FiO2: fração de oxigénio inspirado; PEP: pressão expiratória positiva; AI: ajuda inspiratória.

- Ventilação mecânica invasiva (IMV) :

A ventilação mecânica invasiva foi utilizada em 13 doentes (27,6%). O modo ventilatório utilizado foi a ventilação assistida controlada em todos os doentes, com uma FiO2 máxima de 100%.

Os parâmetros ventilatórios do doente e a monitorização da pressão são apresentados em pormenor na Tabela VII.

Tabela VII: Parâmetros ventilatórios dos pacientes submetidos a ventilação mecânica invasiva.

Parâmetros ventilatórios	MOY	E	MÍNIMO	MÁXIMO
Volume corrente	430	62	330	560
PEP	9.68	1.8	6	14
Frequência respiratória	26	2.1	24	30
P.plat	27.2	3.7	21	36
P.mot	15.3	2.9	9	20

MOY: média; DP: desvio padrão; PEP: pressão expiratória positiva; P. plat: pressão de platô; P.mot: pressão motora.

A duração média da ventilação mecânica invasiva foi de 10,53±8,1 [1-31].

1.9.2. Tratamento farmacológico em na admissão

1.9.2.1. Antibioticoterapia em na admissão

A terapêutica antibiótica inicial foi indicada em todos os doentes, com uma cefalosporina de 3^{éme} geração em 74% dos casos e amoxicilina-ácido clavulânico em 24%.

1.9.2.2. Terapia com corticosteróides

Todos os doentes foram tratados com corticosteróides à base de dexamedasona numa dose de 8 mg/d.

1.9.2.3. Sedação/curarização

A todos os doentes ventilados mecanicamente, treze doentes (27,7%), foi recomendada uma neurossedimentação profunda e curarização com uma pontuação RASS média de -4,92±0,27 [-4,-5].

1.9.2.4. Posição prona

A utilização de posições prona foi indicada em 37 doentes (78,7%). Vinte e cinco doentes (53,1%) beneficiaram de posições prona durante a ventilação espontânea e doze doentes (25,5%) após ventilação mecânica invasiva.

1.10. Dados em evolução

1.10.1. Complicações

As complicações encontradas durante uma estadia nos cuidados intensivos são dominadas por :

- Complicações hemodinâmicas: Dezassete doentes (36,1%) desenvolveram choque.
- Complicações infecciosas: Dezasseis doentes (34%) desenvolveram uma infeção nosocomial durante o internamento. A origem bacteriana foi encontrada em todos os casos. A origem nosocomial foi encontrada em 12 doentes (25,5% dos casos).
- Complicações respiratórias: Registámos uma complicação respiratória em cinco doentes do tipo barotrauma. Registou-se enfisema subcutâneo em 4 doentes, pneumomediastino em 4 doentes e pneumotórax num doente.
- Um evento trombo-embólico: Oito doentes desenvolveram um evento trombo-embólico. Cinco doentes desenvolveram embolia pulmonar, dois doentes trombose venosa profunda e um doente trombose arterial.

1.10.2. Duração da estadia

O tempo médio de permanência nos cuidados intensivos foi de 12,3±7,4 dias, com um mínimo de 1 dia e um máximo de 35 dias (Figura 5).

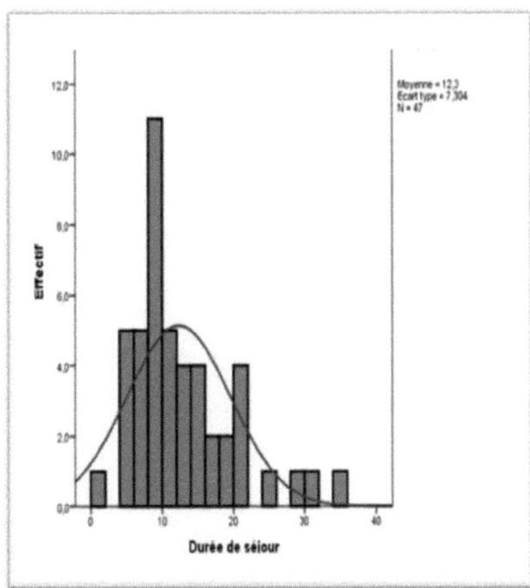

Figura 5: Repartição da população de acordo com a duração da estadia.

1.10.3. Taxa de mortalidade

Dezanove doentes morreram durante o período do estudo. A taxa de mortalidade na população estudada foi de 40,4%.

2. Estudo analítico univariado

2.1. Factores de risco para o insucesso da VNI

2.1.1. Dados epidemiológicos

Os doentes que falharam a VNI tinham uma idade média significativamente mais elevada (68±6,3 vs 58±13,6; p=0,002).

A análise da curva ROC mostrou que uma idade superior a 62 anos estava significativamente correlacionada com um mau prognóstico, com uma sensibilidade de 84%, uma especificidade de 55% e uma AUC de 0,76 (Figura 6).

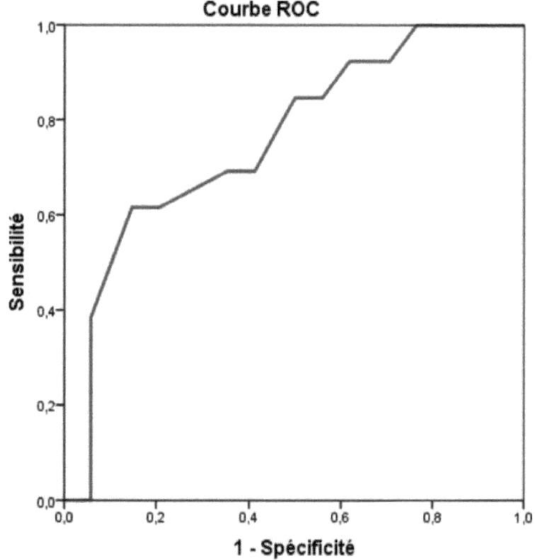

Figura 6: Curva ROC ilustrando a correlação entre a idade e o insucesso da VNI.

O género não esteve associado ao uso de ventilação mecânica invasiva na população estudada (p=0,58). As comorbidades não foram associadas ao insucesso da VNI na população estudada (Tabela VIII).

Tabela VIII: Análise univariada das comorbilidades.

História	Falha NAV (%)	Sucesso NAV (%)	P
HTA	61	55.8	0.49
Diabetes	30.7	38.2	0.45
Dislipidemia	16.6	23.3	0.49
Perturbação do ritmo	15.3	11.7	0.56
História respiratória	23	11.7	0.41

HTA: hipertensão arterial.

O IMC foi mais elevado no grupo de insucesso da VNI sem diferença significativa (30,5 vs 28,6; p=0,32).

2.1.2. Pontuação da gravidade

A pontuação média do IGSII foi mais elevada nos doentes com insucesso da VNI 38,1±14,1 vs 30,7±9,1 com p=0,039. A análise da curva ROC mostrou que uma pontuação IGS II superior a 29 estava significativamente correlacionada com um mau prognóstico, com uma sensibilidade de 84% e uma especificidade de 61%, com uma AUC de 0,67 e p=0,03 (Figura 7).

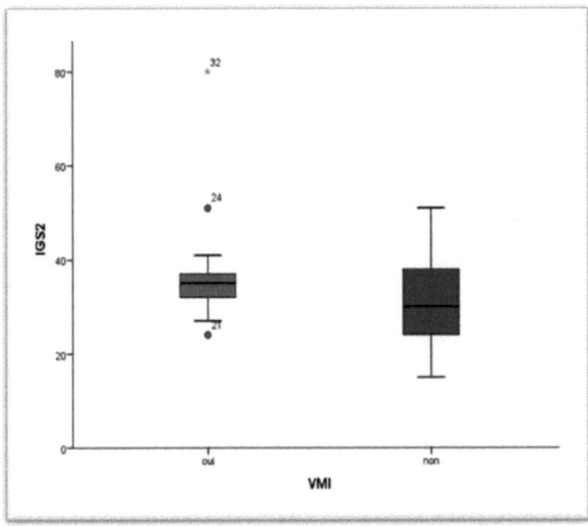

Figura 7: Comparação das médias do IGSII.

2.1.3. Dados clínicos

Os parâmetros hemodinâmicos não apresentavam diferenças entre os dois grupos na admissão. A síndrome de dificuldade respiratória aguda grave foi mais comum nos doentes com falha de VNI (p=0,02), o que explica o rácio PaO2/FiO2 mais baixo (125±57 vs 143±63; p=0,04). A frequência respiratória inicial foi mais elevada nos doentes com falência de VNI (33,7±5,8 vs 28,4±6,2; p=0,01) com maior necessidade de suporte inspiratório em VNI (11,5±1,1 vs 10,5±1,4; p=0,028). A Tabela IX mostra os parâmetros clínicos recolhidos na admissão que se correlacionam com a mortalidade. As curvas ROC para estes parâmetros são apresentadas na Figura 9--> 11.

Tabela IX: Parâmetros clínicos correlacionados com a mortalidade.

Parâmetros	Área sob o curva	Sensibilidade (%)	Específico (%)	P
PT > 26	0.73	84	52	0.028
IA > 11 Na admissão	0,67	69	41	0,021
PaO2/FiO2 < 105 Na admissão	0,59	70	54	0,05

FR: frequência respiratória; AI: ajuda à inspiração.

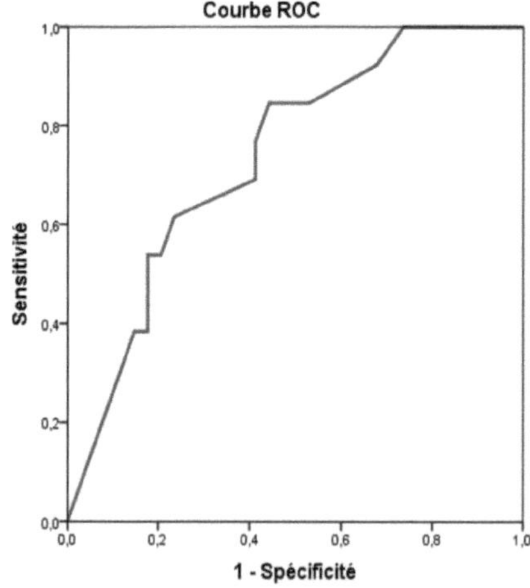

Figura 7: Curva ROC ilustrando a correlação entre a frequência respiratória e o insucesso da VNI.

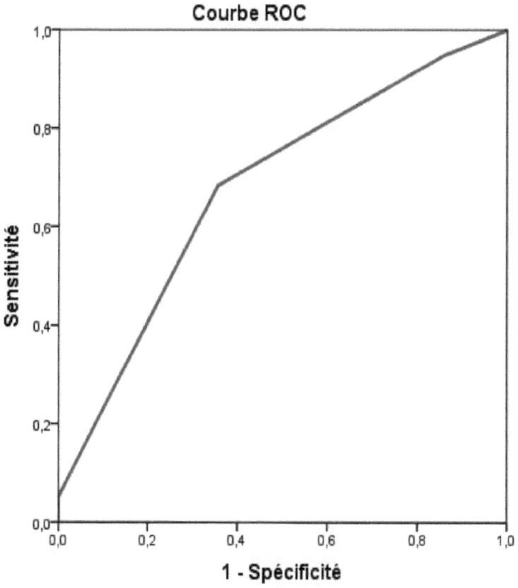

Figura 8: Curva ROC ilustrando a correlação entre o nível de suporte inspiratório e a falha da VNI.

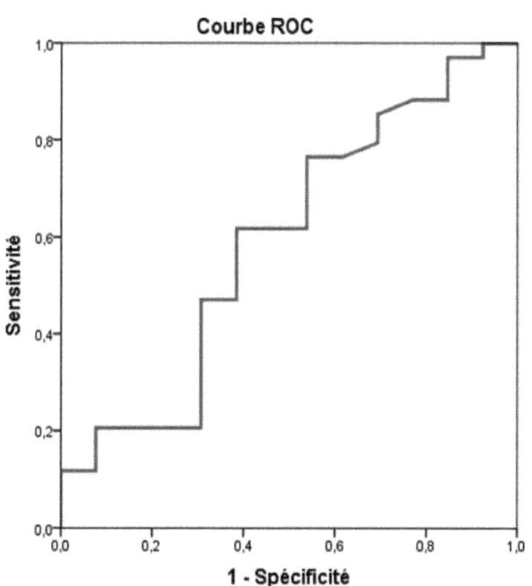

Figura 9: Curva ROC que ilustra a correlação entre o rácio PaO2/FiO2 e o insucesso da VNI.

2.1.4. Dados biológicos

A Tabela X mostra os parâmetros biológicos recolhidos n a admissão e correlacionados com a mortalidade. As curvas ROC para estes parâmetros são apresentadas nas Figuras 12 e 13.

Tabela X: Parâmetros paraclínicos correlacionados com a mortalidade.

Parâmetros biológicos	Área sob o curva	Sensibilidade (%)	Específico (%)	P
PCR>150	0.68	69	44	0.05
Albumina < 25mg/l	0,85	80	40	0,003

Figura 10: Curva ROC ilustrando a correlação entre a PCR e o insucesso da VNI.

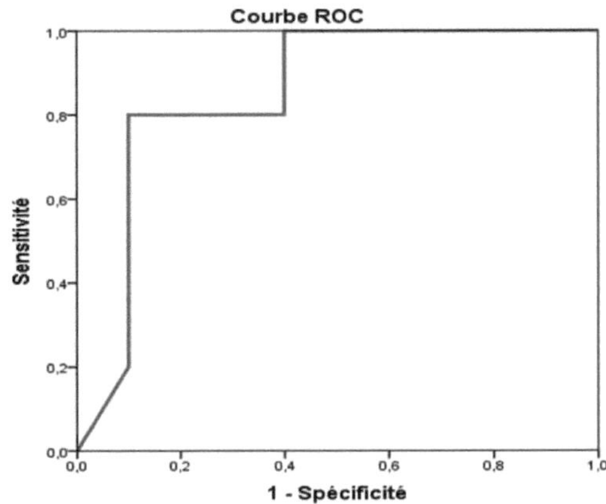

Figura 11: Curva ROC que ilustra a correlação entre a albumina e o insucesso da VNI.

2.1.5. Complicações

O desenvolvimento de choque foi um fator preditivo de insucesso da VNI (92,3% vs 14,7%; p<10).$^{-3}$ O achado de infeção nosocomial na nossa população foi mais comum nos doentes que utilizaram VMI (p<10^{-3}).

2.2. Factores de risco para a mortalidade

Os que morreram eram mais velhos do que os que sobreviveram (66,5 anos vs 57,9 anos; p=0,001). Uma idade superior a 61 anos está associada a um mau prognóstico, com uma sensibilidade de 89% e especificidade de 57%, e uma área sob a curva de 0,75 (Figura 14).

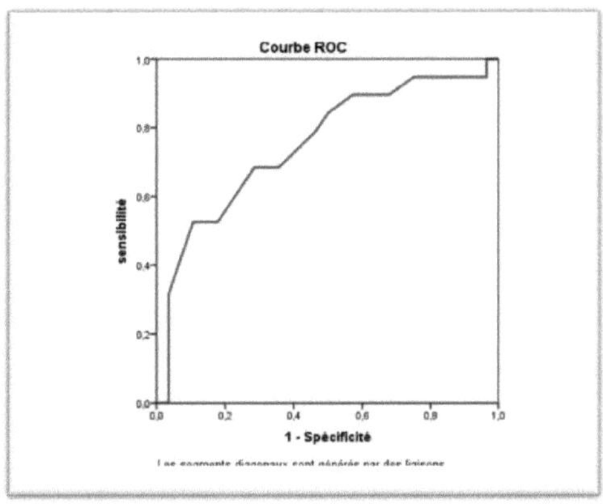

Figura 12: Curva ROC que ilustra a correlação entre a idade e a mortalidade.

Uma pontuação IGSII superior a 28 pontos foi preditiva de mortalidade com uma sensibilidade de 89%, especificidade de 53,6% e área sob a curva de 0,78 (Figura 15).

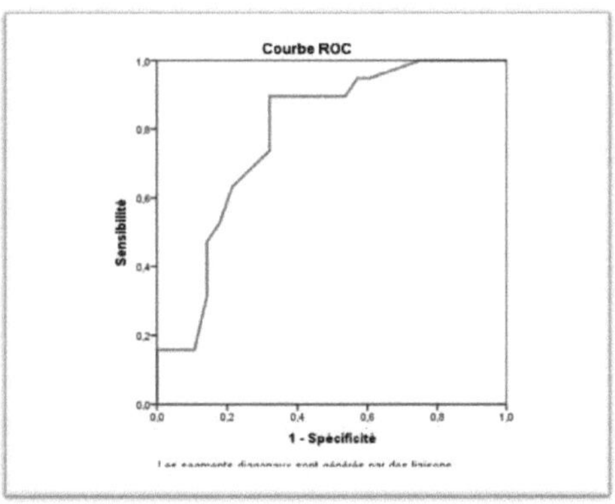

Figura 13: Curva ROC ilustrando a correlação entre a pontuação IGSII e a mortalidade.

A necessidade de suporte ventilatório foi mais acentuada nos pacientes falecidos, como evidenciado por uma FiO2 mais alta, IA sob VNI e pep (Tabela XI).

Tabela XI: Parâmetros ventilatórios correlacionados com a mortalidade.

Parâmetros ventilatórios	Área sob o curva	Sensibilidade (%)	Específico (%)	P
FiO2>60%	0.74	89	57	0.003
Suporte inspiratório > 11	0,67	68	45	0,025
PEP MAX > 9	0.73	78	50	0.004

FiO2: fração de oxigénio inspirado; PEEP: pressão expiratória positiva.

A utilização de ventilação mecânica invasiva foi preditiva de mortalidade (68,5% vs 0%; p<10).[3] A presença de embolia pulmonar foi um fator de mau prognóstico (36% vs 10%; p=0,011). O desenvolvimento de choque e de infeção nosocomial foram preditivos de falha de mortalidade ($p<10^{-3}$ e $p<10^{-3}$ respetivamente). A duração média de foi maior nos doentes falecidos, com uma diferença significativa (14,2±7,1 vs 8±7,8; p=0,007).

3. Estudo analítico multivariado

Todos os factores correlacionados com o prognóstico identificados na análise univariada foram incorporados em modelos de análise multivariada construídos através do método top-down stepwise. Finalmente, os factores independentes correlacionados com o insucesso da VNI foram uma frequência respiratória superior a 25 cpm e um suporte inspiratório superior a 11 cmH2O.

Tabela XII: Factores independentes preditivos de insucesso da VNI

Factores	P	OU	Mínimo	Máximo
FR > 25 cpm	0,028	4,54	3,7	44,3
IA > 11 cm H2O	0,021	32,2	22,5	80,7

DISCUSSÃO

1.Principais resultados

Realizámos um estudo retrospetivo de 47 doentes admitidos nos cuidados intensivos com formas graves de infeção confirmada pelo SARS-CoV-2. A idade média foi de 61,4±12,7 anos, com um rácio de sexo de 1,47. As comorbilidades eram dominadas pela hipertensão arterial, diabetes e dislipidemia. Dez doentes, ou seja, 21,7% da nossa população, eram fumadores. O IMC médio foi de 30,03±5,7. A pontuação média de gravidade do IGS II foi de 32,8±11. A infeção por COVID-19 foi confirmada por um teste rápido em 7 doentes (12,7%) ou por PCR-antiginemia em 32 doentes (68%). Os outros doentes foram confirmados por imagens radiológicas. O tempo médio para o início dos sintomas na admissão foi de 8,09±3 dias [1-15]. O quadro clínico na admissão consistia principalmente em polipneia, com uma frequência respiratória média de 29,08±6,8 ciclos/min. Quase todos (94%) os doentes apresentavam SDRA. A SDRA era ligeira em 10,6% dos casos, moderada em 51,1% e grave em 38,3%. Todos os doentes necessitaram de oxigenoterapia para atingir SpO2 > 94%. Vinte e um doentes (44,6%) beneficiaram de suporte ventilatório do tipo OHD. A FiO2 média foi de 74±22% [35-100] com um caudal médio de 49,5±4,9L/min [35-60]. Todos os doentes recorreram a VNI com um número médio de sessões por dia de 2,57±0,65 [1-4] e uma duração média de 6,7±4,45 dias [35-60]. A relação PaO2/FiO2 média na admissão foi de 138±61,7 mmHg. Os factores independentes para o insucesso da VNI na análise univariada no nosso estudo foram: idade superior a 62 anos, pontuação IGSII superior a 29, SDRA grave com uma relação PaO2/FiO2 inferior a 105 mmHg, necessidade de suporte inspiratório superior a 11, frequência respiratória na admissão superior a 26 ciclos/min, nível de PCR superior a 150 mg/l, nível de albumina inferior a 25, desenvolvimento de choque e infeção nosocomial.Os factores independentes para a mortalidade na análise univariada no nosso estudo foram: idade superior a 61 anos, pontuação IGS II superior a 28, parâmetros ventilatórios em VNI: FiO2>60%, ajuda inspiratória superior a 11 e pressão expiratória positiva superior a 9, recurso a ventilação mecânica invasiva, desenvolvimento de choque e ocorrência de infeção nosocomial.

Pontos fracos

Este estudo tem várias limitações:

- Trata-se de um estudo observacional retrospetivo.

• Um pequeno número de doentes já estava a receber VNI, o que não nos permitiu tirar demasiadas conclusões a este respeito.

• O estado de vacinação dos doentes não foi tido em conta neste estudo.

2.Incidência e epidemiologia

Incidência

A taxa de admissão nos cuidados intensivos durante a pandemia de COVID-19 variou de um país para outro e de um centro hospitalar para outro. Foi de 28,8% num hospital do Dubai (25) e de 5,8% em Madrid (26). A taxa nacional foi estimada em 27,16% (27).

A taxa de admissão na nossa unidade de cuidados intensivos foi de 31%.

Idade e sexo

Uma idade média de 63 anos foi registada em Itália (28) e numa meta-análise de unidades de cuidados intensivos em França, Suíça e Bélgica (29). A nossa população era semelhante à que foi hospitalizada em Sfax (62,4 anos) (31) e em La Rabta (63 anos) (32).

No nosso estudo, a proporção entre os sexos foi de 1,32. Esta predominância do sexo masculino com diferentes rácios entre os sexos foi referida na maioria dos estudos em diferentes países (29).

Comorbilidades

➢ A obesidade tem sido correlacionada com o desenvolvimento de formas graves de COVID-19, mas o seu impacto direto na mortalidade continua por esclarecer.

Numa meta-análise de Huang et al (33) de mais de 30 estudos, a obesidade foi associada a um risco elevado de desenvolvimento de uma forma grave da doença com um Odds Ratio (OR) de 1,76, um risco acrescido de admissão nos cuidados intensivos com um OR de 2,19 e um risco acrescido de recurso a ventilação mecânica invasiva e, por conseguinte, de morte com um OR=1,37. No estudo de Ejaz et al (34), 68,6% dos doentes obesos internados em cuidados intensivos necessitaram de ventilação mecânica invasiva.

➢ A hipertensão e a diabetes foram as duas comorbilidades mais frequentemente referidas na literatura, com percentagens que variam de um estudo para outro.

O Quadro XII resume a prevalência da hipertensão e da diabetes por país de estudo.

Quadro XII: Prevalência de hipertensão e diabetes por país

Estudo [Referência]	País	HTA (%)	Diabetes (%)
Grasselli et al (35)	Lombardia, Itália	41,2	12,9
Palaiodimos et al (36)	Nova Iorque, Estados Unidos	76	39,5
Borobia et al (37)	Madrid, Espanha	52	28
Pederson et al (38)	Dinamarca	56	13
Bahloul et al (31)	Sfax, Tunísia	50	46

HTA: hipertensão arterial

Pontuação da gravidade

O cálculo das pontuações de gravidade aquando da admissão na unidade de cuidados intensivos é uma ferramenta eficaz para estimar a gravidade do doente e avaliar o prognóstico (39). Continuam a ser aplicáveis a doentes com infeção grave por SRA-CoV-2.

➢ **Índice de gravidade simplificado (SSI):** A pontuação média do SSI para os nossos doentes foi de 32,8±11. Este valor está próximo do encontrado numa meta-análise europeia (40). Lazero et al (41) relataram uma pontuação média de IGS de 68,5 em pacientes com COVID-19 falecidos. Esta pontuação foi significativamente associada a uma elevada mortalidade.

3.Quadros clínicos

➢ A duração média do início dos sintomas na nossa população foi de 8,09±3 dias. Este valor é semelhante ao relatado em Itália (35) e na China (42).

➢ Um diagnóstico positivo de infeção por SARS-CoV-2 baseou-se numa RT-PCR positiva obtida a partir de uma zaragatoa nasofaríngea. Este método tem uma elevada especificidade e uma sensibilidade entre 60 e 80%. (43). Outros métodos de diagnóstico foram validados, nomeadamente o teste rápido de antigénio, que tem um elevado valor preditivo positivo, com um resultado obtido após 20 minutos.

➢ Todos os nossos pacientes tinham SDRA. O rácio médio PaO2/FiO2 na admissão aos cuidados intensivos foi de 138±61mmHg. Este valor é inferior ao registado em Sfax (mediana PaO2/FiO2 150mmHg) (31). A prevalência da SDRA difere de um estudo para outro, tendo sido de 100% num estudo realizado em Washington, nos Estados Unidos, com uma mediana da relação PaO2/FiO2 de 169 mmHg (30). Numa meta-análise chinesa, a prevalência de

SDRA foi de 63%, com uma mediana da relação PaO2/FiO2 de 100 mmHg (42).

➢ A contagem média de linfócitos foi de 961elt/mm^3 . A contagem média de glóbulos brancos na admissão nos cuidados intensivos foi de 10541elt/mm^3 . O nível médio de PCR foi de 167 mg/l. Estes resultados são consistentes com os de vários estudos efectuados em diferentes países (32,39).

4.Gestão da ventilação

➢ **Oxigenoterapia de alto fluxo:** fornece um fluxo de oxigénio de até 60 L/min através de uma cânula nasal, um espaço morto reduzido e uma PEEP de até 5 mmHg, para além de uma depuração mucociliar humidificada (44).

Esta técnica ganhou interesse porque é bem tolerada em pacientes extremamente hipóxicos.

➢ **Ventilação não invasiva (modo VS-AI-PEEP):** A VNI melhora a ventilação alveolar, reduz a capnia e aumenta a PaO2, principalmente devido ao efeito significativo da PEEP. Continua a ter interesse em doentes hipercápnicos ou se houver descompensação cardíaca associada (44).

As indicações para a ventilação não invasiva continuam a ser debatidas, sendo o dilema o receio de atrasar a intubação inevitável *e, por conseguinte, aumentar a mortalidade. Foram propostos vários protocolos para a escolha do suporte ventilatório de acordo com a relação PaO2/FiO2 e a apresentação clínica (frequência respiratória, utilização de músculos respiratórios acessórios) (45).

Numa revisão e meta-análise de 25 ensaios clínicos aleatórios que envolveram 3804 doentes, Ferreyro BL et al. apresentaram as provas da eficácia da VNI em comparação com a oxigenoterapia convencional no tratamento da IRA (46). Num ensaio aleatório multicêntrico que incluiu 4 unidades de cuidados intensivos e 110 doentes em Itália (o estudo HENIVOT), que comparou os doentes que receberam VNI com os que não receberam VDH, os resultados foram os seguintes Os autores referem uma taxa de intubação significativamente mais elevada no grupo da VDH. No entanto, a taxa de mortalidade foi a mesma em ambos os grupos (47). A Tabela XIII resume a taxa de utilização de ventilação não invasiva em vários países.

Tabela XIII: Ventilação não-invasiva por país de estudo.

Estudo [Referência]	País	NAV (%)	DPOC (%)
Grasselli et al [46]	Lombardia, Itália	8,77	-
Arentez et al [48]	Washington, Estados Unidos	19	17,8
Serafim et al [51]	Meta-análise	25,5	20,5
Gupta et al [71]	Estados Unidos	18,5	1,2
Yuang et al [53]	China	56	33
Saida et al [62]	Sousse, Tunísia	40	-
Bahloul et al [49]	Sfax Tunísia	50	31

➢ **Ventilação mecânica invasiva:** a entubação oro-traqueal é a pedra angular do tratamento das formas graves de infeção por SARS-CoV-2. No início da pandemia, era o principal meio de ventilação. À medida que a pandemia avançou, esta taxa diminuiu. Citamos o exemplo de uma meta-análise, onde a taxa de doentes entubados foi de 58%(29) e uma taxa de 21% no Egito (49).

A nossa estratégia durante o período de estudo foi recorrer à ventilação mecânica invasiva se os meios não invasivos falhassem, se houvesse instabilidade hemodinâmica ou risco iminente de paragem cardio-respiratória. Todos os nossos doentes foram sedados com Midazolam e Fentanil e curarizados com Cisatracúrio com um objetivo de SpO2 entre 88 e 92%. Seguimos a estratégia de ventilação protetora com o objetivo principal de obter uma pressão de plateau inferior a 30cmH2O. A DV pós-intubação foi efectuada a partir de uma relação PaO2/FiO2 inferior a 150mmHg.

O quadro IVX resume os diferentes parâmetros ventilatórios registados no primeiro dia de intubação.

Tabela XIV: Parâmetros ventilatórios no primeiro dia de ventilação invasiva

Parâmetro ventilatório	Grasselli et al (50)	Grupo UCI covid N (51)	Mitral et al (52)
Volume corrente (ml)	5,6-7,6 Ml/kg	6ml/Kg	400
PEEP (cmH2O)	9-16	12	12
Pressão de planalto (cmH2O)	20.5-30	24	29
Conformidade estática (cmH2O)	24-49	33	35

PEEP: pressão expiratória positiva

5.Complicações

➢ **Infecções hospitalares**

A taxa de infecções nosocomiais é próxima da relatada por Badri et al (53) (40,7%). No entanto, os nossos resultados são contrários aos relatados no mesmo estudo, onde a infeção relacionada com o cateter foi a infeção mais frequente.

➢ **Insuficiência renal aguda**

O início da insuficiência renal aguda na COVID-19 é multifatorial. É secundário a uma ação direta do vírus, a trombos secundários à endotelite e a um aumento das citocinas pró-inflamatórias (54). Os mecanismos indirectos que levam a esta complicação são a hipovolémia e a instabilidade hemodinâmica, para além de factores iatrogénicos (tratamento médico, produtos de contraste iodados). A incidência de insuficiência renal varia de uma série para outra. Por exemplo, a prevalência de insuficiência renal aguda foi de 19% nos Estados Unidos (30) e de 28% numa meta-análise (31).

➢ **Outras complicações.**

Numa meta-análise que incluiu 4244 doentes (9%), a embolia pulmonar foi diagnosticada em 9% dos doentes. No entanto, este valor está subestimado porque a angiografia não foi efectuada de forma sistemática.

- **Tempo de permanência nos cuidados intensivos :**

O tempo de permanência na nossa unidade de cuidados intensivos foi de 12,3 dias, com extremos de 1 e 35 dias.

Os nossos resultados são semelhantes aos registados em Itália (12 dias) (35), mas inferiores aos registados na China (7 dias) (42)]. Esta diferença pode ser explicada pela falta de homogeneidade da população admitida nos cuidados intensivos de um país para outro.

- **Mortalidade intra-hospitalar :**

A taxa de mortalidade na nossa unidade de cuidados intensivos foi de 40,4%.

Foi ligeiramente inferior à registada num estudo realizado na unidade de cuidados intensivos de La Rabta (59%) (32). O quadro XV resume as taxas de mortalidade registadas nos cuidados intensivos em vários estudos.

Tabela XV: Mortalidade em unidades de cuidados intensivos em alguns estudos publicados

Estudo [Referência]	País	Taxa de mortalidade (%)
Grassalli et al (35)	Itália	53,4
Yang et al (42)	China	61,5
Gupta et al (48)	Estados Unidos	39,5
Saida et al (40)	Tunísia (Sousse)	70
Armstrong et al (55)	Grã-Bretanha	41,6
Bahloul et al (31)	Tunísia (Sfax)	49

6.Factores associados ao fracasso do NAV

Antes da pandemia de COVID-19, a utilização de ventilação não invasiva na IRA hipoxémica foi longamente debatida (56). Esta estratégia evoluiu progressivamente durante a epidemia de COVID-19, dependendo de vários factores: medo (57), disponibilidade de ventiladores e camas de cuidados intensivos, e compreensão da fisiopatologia da COVID-19. Em grandes coortes que descrevem o resultado de pacientes com COVID-19 em estado crítico, a taxa de insucesso da VNI é estimada entre 11% e 80% (58). Numa análise de 85 estudos observacionais e dois ensaios clínicos randomizados, Weerakkody et al. relataram uma taxa de sucesso de 61% em 12.633 pacientes com COVID-19 grave tratados com VNI (59). Embora os preditores de insucesso da NIRS se possam sobrepor, tal como descrito por Liu et al (62), outros estudos sugerem que diferem consoante a estratégia utilizada (60).

- Uma freqüência respiratória mais alta foi significativamente correlacionada com a falha da VNI no presente estudo. A frequência respiratória foi sugerida como um parâmetro relevante no acompanhamento de pacientes com IRA em NIPPV(84). Os resultados de vários estudos de pacientes com COVID-19 também identificaram a frequência respiratória como um preditor de insucesso. De facto, a polipneia e a respiração de grande volume agravam os danos de um pulmão já danificado (61).

- Num estudo realizado em Zaghouan, que incluiu 170 doentes, sobre os factores associados ao insucesso da ventilação não invasiva em doentes com covid-19, foi demonstrado que o insucesso estava significativamente associado a uma forma grave de SDRA, a uma extensão do dano parenquimatoso superior a 75%, à não adesão à posição prona e à superinfeção bacteriana. A análise multivariada concluiu que dois factores independentes previam o insucesso: SDRA grave e superinfeção bacteriana, com ORs iguais a 11 [3,6-33]; p<0,05 e 1,64 [0,7-3,9]; p=0,03 respetivamente (62).

- Bertaina et al, num estudo retrospetivo que incluiu 1933 doentes, identificaram os seguintes factores: idade, hipertensão, SpO2 em AA inferior a 92%, linfopenia e utilização de antibióticos como factores preditivos de insucesso da VNI (63).

- Girault et al demonstraram que a idade, a diabetes, a imunossupressão, a gravidade da obesidade e a SDRA grave estavam correlacionadas com o insucesso da intubação e da VNI (64).

Na nossa população, os factores independentes para o insucesso da VNI na análise univariada do nosso estudo foram: idade superior a 62 anos, pontuação IGSII superior a 29, SDRA grave com uma relação PaO2/FiO2 inferior a 105 mmHg, necessidade de suporte inspiratório superior a 11, frequência respiratória na admissão superior a 26 ciclos/min, nível de PCR superior a 150 mg/l, nível de albumina inferior a 25, desenvolvimento de choque e infeção nosocomial.

7.Factores ligados à mortalidade

Na literatura, os factores ligados à mortalidade variam de um estudo para outro. Por exemplo :

- No estudo realizado por Gassalli et al (35) na região de Lambardie, em Itália, que sofreu uma das ondas mais graves da Europa, a mortalidade estava associada à idade, a o sexo masculino, à baixa relação PaO2/FiO2 na admissão e à necessidade de uma FiO2 e PEEP mais elevadas. Neste estudo, a relação PaO2/FiO2 era inferior a 103mmHg em 461 dos doentes que morreram e entre 103 e 144mmHg em 384 deles. A FiO2 foi maior que 82% em 501 dos pacientes que morreram e a PEEP foi maior que 12cmH2O em 814 dos pacientes que não sobreviveram (35).

- Numa meta-análise realizada na China, a mortalidade foi associada à idade, à baixa relação PaO2/FiO2 (100 mmHg nos doentes que sobreviveram versus 62,5 mmHg nos que morreram) e à necessidade de ventilação mecânica invasiva(42).

- No estudo norte-americano de Gupta et al (48), a mortalidade estava associada à idade, ao género masculino, ao IMC elevado e a uma relação PaO2/FiO2 inferior a 100 mmHg.

- Na Tunísia, na unidade de cuidados intensivos de Sfax, os factores independentes associados à mortalidade foram a utilização de ventilação invasiva e a ocorrência de insuficiência renal aguda (65). Num outro estudo realizado na unidade de cuidados intensivos de La Rabta, os factores independentes de mortalidade identificados foram uma PCR superior a 139,7 mg/l, o início do choque e uma história de hipertensão arterial (32).

Os factores independentes de mortalidade na análise univariada no nosso estudo foram: idade superior a 61 anos, score IGS II superior a 28, parâmetros ventilatórios em VNI: FiO2>60%, ajuda inspiratória superior a 11 e pressão expiratória positiva superior a 9, recurso a ventilação mecânica invasiva, desenvolvimento d e choque e ocorrência de infeção nosocomial.

CONCLUSÃO

A Covid-19 é uma doença nova e emergente, caracterizada por uma evolução epidemiológica em vagas sucessivas. Esta evolução é explicada pelo poder mutagénico do vírus, que cria perfis epidemiológicos diferentes de um país para outro.
com diferentes apresentações clínicas.

Os sintomas podem variar desde formas ligeiras, com uma simples tosse e sintomas semelhantes aos da gripe, até formas graves, com insuficiência respiratória aguda que pode evoluir para síndrome de dificuldade respiratória aguda. Estas formas graves requerem cuidados intensivos, com recurso frequente a ventilação mecânica.

Inicialmente, na ausência de um consenso bem definido e na disponibilidade de diferentes dispositivos de ventilação, a gestão da ventilação variava de uma equipa para outra. Algumas equipas recomendaram a ventilação mecânica invasiva desde o início, para limitar o risco de aerossolização e contaminação. Outras optaram pela ventilação não invasiva como tratamento de primeira linha, recorrendo à ventilação invasiva se esta falhasse.

Atualmente, para a maioria das equipas, a ventilação não invasiva continua a ser a técnica ventilatória de referência, em particular o modo SV-AI-PEP (5). O seu objetivo é evitar o recurso à ventilação mecânica invasiva, que está associada a uma elevada taxa de mortalidade (3). Uma melhor compreensão dos factores que conduzem ao insucesso da VNI poderia permitir às unidades de cuidados intensivos estabelecer uma gestão dinâmica desta situação grave, a fim de garantir cuidados óptimos e adequados.

O objetivo do nosso estudo foi descrever as caraterísticas epidemiológicas, clínicas, radiológicas e terapêuticas, bem como a estratégia ventilatória, de doentes hospitalizados com pneumonia grave por COVID-19, e identificar factores preditivos de insucesso da VNI.

Realizámos um estudo descritivo, retrospetivo e monocêntrico no serviço de urgência e na unidade de cuidados intensivos médicos do Hospital Habib Thameur em Tunes, durante um período de 07/07/2020 a 31/12/2020. Incluímos doentes com uma infeção por COVID 19 na sua forma crítica de acordo com a definição do INEAS (abril de 2021) e hospitalizados durante mais de 48 horas com uma idade superior a 18 anos e com necessidade de suporte ventilatório não invasivo. Não incluímos os pacientes admitidos por COVID-19 não críticos com uma duração de internamento inferior a 48 horas. O desfecho primário foi a falha da VNI e o uso de ventilação mecânica invasiva. O resultado secundário foi a mortalidade. Durante o período de estudo de 6 meses, 47 dos 251 pacientes admitidos em cuidados intensivos foram incluídos no nosso estudo. A idade média foi de 61,4±12,7 anos, com extremos que variaram entre 24 e 84 anos, com predominância do sexo masculino e um rácio entre sexos de 1,47. As comorbilidades foram dominadas pela hipertensão arterial, diabetes e dislipidemia. Dez doentes, ou seja, 21,7% da nossa população, eram fumadores. O peso médio da nossa população foi de 84,6 ± 21 kg, com um IMC médio de 30,03 ± 5,7. A pontuação média de gravidade do IGS II foi de 32,8±11. A infeção por COVID-19 foi confirmada por um teste rápido em 7 doentes (12,7%) ou por PCR antigénio em 32 doentes (68%). Os outros doentes foram confirmados por imagens radiológicas. O tempo médio para o início dos sintomas na admissão foi de 8,09±3 dias [1-15]. Toda a população preencheu os critérios para o diagnóstico de SDRA de acordo com a definição de Berlim. A relação PaO2/FiO2 média foi de 138±61,7 mm Hg com extremos de 56 e 288 mm Hg. Biologicamente, a contagem média de leucócitos foi de 10541±5283 elt/mm^3 e a contagem média de linfócitos foi de 961,9±485 elt/mm .^{3}

Foram efectuadas tomografias computorizadas do tórax sem injeção de contraste em 45 doentes (96%). A anomalia radiológica mais comum foi o vidro despolido (95,6%), seguido da condensação alveolar (78,8%) e da pavimentação em mosaico (72,9%).

O envolvimento médio do parênquima pulmonar pela COVID-19 foi estimado em 67,5±17,3%. Todos os doentes necessitaram de oxigenoterapia para atingir SpO2 > 94%.
Vinte e um pacientes (44,6%) receberam suporte ventilatório OHD. A FiO2 média foi de 74±22% [35-100] com uma taxa de fluxo média de 49,5±4,9L/min [35-60]. Todos os doentes utilizaram VNI com um número médio de sessões por dia de
2,57±0,65 [1-4] e uma duração média de 6,7±4,45 dias [35-60]. A ventilação mecânica invasiva foi utilizada em 13 doentes (27,6%). O modo ventilatório utilizado foi a ventilação assistida controlada em todos os doentes com um máximo de FiO2 a 100%. A duração média da ventilação mecânica invasiva foi de 10,53±8,1 [1- 31].

A terapêutica antibiótica inicial foi indicada em todos os doentes, com uma cefalosporina de $3^{éme}$ geração em 74% dos casos e amoxicilina-ácido clavulânico em 24%. Todos os doentes foram tratados com corticosteróides à base de dexamedasona na dose de 8mg/d. A todos os doentes ventilados mecanicamente, treze doentes (27,7%), foi recomendada a neurossedimentação profunda e a curarização com uma pontuação RASS média de -4,92±0,27 [-4,-5].A utilização de posições prona foi indicada em 37 doentes (78,7%). Vinte e cinco doentes (53,1%) beneficiaram de posições prona durante a ventilação espontânea e doze doentes (25,5%) após ventilação mecânica invasiva. Dezassete doentes (36,1%) desenvolveram choque. Dezasseis doentes (34%) desenvolveram uma infeção nosocomial durante o internamento. A origem bacteriana foi encontrada em todos os casos. A origem nosocomial foi encontrada em 12 doentes (25,5% dos casos). Registámos uma complicação respiratória em cinco doentes do tipo barotrauma. Verificou-se enfisema subcutâneo em 4 doentes, pneumomediastino em 4 doentes e pneumotórax num doente. Oito doentes desenvolveram eventos tromboembólicos. Cinco pacientes desenvolveram embolia pulmonar, dois pacientes trombose venosa profunda e um paciente trombose arterial. A taxa de mortalidade na população estudada foi de 40,4%, com um tempo médio de permanência nos cuidados intensivos de 12,3±7,4 dias, com um mínimo de 1 dia e um máximo de 35 dias.

Na análise univariada, os factores de risco para o insucesso da VNI foram a idade superior a 62 anos (p=0,002), uma pontuação IGSII superior a 29 pontos (p=0,03), a presença de SDRA (p=0.02), freqüência respiratória > 26c/min (p=0,028), suporte inspiratório > 11 (p=0,021), relação PaO2/FiO2 < 105 (p=0,05), PCR > 150, albumina <25 e choque ($p<10^{-3}$).

Os factores de risco para não atingir a mortalidade foram: idade superior a 61 anos (p=0,001), IGSII > 28 pontos, fração inspirada de O2 >60% (p=0,003), ajuda inspiratória superior a 11 (p=0.025), pressão expiratória positiva superior a 9 (p=0,004), recurso a ventilação mecânica invasiva ($p<10^{-3}$), presença de embolia pulmonar (p=0,01), desenvolvimento de estado de choque ($p<10^{-3}$) e infeção nosocomial ($p<10^{-3}$).

No final do nosso estudo, conseguimos identificar factores preditivos de insucesso da VNI e da necessidade de suporte ventilatório invasivo. Identificámos também factores de mau prognóstico associados à mortalidade intra-hospitalar. Isto permitiria, em caso de novas vagas, triar os doentes e assegurar uma melhor gestão das unidades de cuidados intensivos e, por conseguinte, uma otimização dos cuidados.

REFERÊNCIAS

1. situations_particulieres_25_mars.pdf [Internet]. [citado 6 abr 2023]. Disponível em: https://www.ineas.tn/sites/default/files//rapport-publication/situations_particulieres_25_mars.pdf

2. Broadley T, Burrell A, Carson G, Citarella BW, Dunning J, Elotmani L, et al. Relatório de dados clínicos ISARIC COVID-19 emitido: 15 de dezembro de 2021.

3. Wiersinga WJ, Rhodes A, Cheng AC, Peacock SJ, Prescott HC. Fisiopatologia, transmissão, diagnóstico e tratamento da doença do coronavírus 2019 (COVID-19): A Review. JAMA. 25 de agosto de 2020;324(8):782-93.

4. Liu L, Xie J, Wu W, Chen H, Li S, He H, et al. Um nomograma simples para prever a falha de estratégias respiratórias não invasivas em adultos com COVID-19: um estudo multicêntrico retrospetivo. Lancet Digit Health. março de 2021;3(3):e166-74.

5. Jog S, Zirpe K, Dixit S, Godavarthy P, Shahane M, Kadapatti K, et al. Dispositivos de assistência respiratória não invasiva na gestão da insuficiência respiratória hipóxica relacionada com a COVID-19: Consórcio de Estudo Pune ISCCM COVID-19 ARDS (PICASo). Indian J Crit Care Med Peer-Rev Off Publ Indian Soc Crit Care Med. Jul 2022;26(7):791-7.

6. Tobin MJ. Os critérios utilizados para justificar a intubação endotraqueal de pacientes com COVID-19 são preocupantes. Can J Anaesth J Can Anesth. Fev 2021;68(2):258-9.

7. Boscolo A, Pasin L, Sella N, Pretto C, Tocco M, Tamburini E, et al. Outcomes of COVID-19 patients intubated after failure of non-invasive ventilation: a multicenter observational study. Sci Rep [Internet]. 6 set 2021 [citado 6 abr 2023];11:17730. Disponível em: https://www.ncbi.nlm.nih.gov/pmc/articles/PMC8421335/

8. Hakim R, Watanabe-Tejada L, Sukhal S, Tulaimat A. Insuficiência respiratória aguda em ensaios aleatórios de suporte respiratório não invasivo: Uma revisão sistemática das definições, caraterísticas do paciente e critérios para intubação. J Crit Care. junho de 2020;57:141-7.

9. Lodé B, Jalaber C, Orcel T, Morcet-Delattre T, Crespin N, Voisin S, et al. Imagiologia da pneumonia COVID-19. J Imag Diagn Interv. setembro de 2020;3(4):249-58.

10. em nome da Sociedade Europeia de Radiologia (ESR) e da Sociedade Europeia de Imagiologia Torácica (ESTI), Revel MP, Parkar AP, Prosch H, Silva M, Sverzellati N, et al.

Pacientes com COVID-19 e o departamento de radiologia - conselhos da Sociedade Europeia de Radiologia (ESR) e da Sociedade Europeia de Imagiologia Torácica (ESTI). Eur Radiol. setembro de 2020;30(9):4903-9.

11. Attaway AH, Scheraga RG, Bhimraj A, Biehl M, Hatipoğlu U. Pneumonia grave por covid-19: patogénese e gestão clínica. BMJ. 10 de março de 2021; n436.

12. Orientações evolutivas para a gestão clínica da COVID-19 [Internet]. OMS; 2021. Disponível em: https://apps.who.int/iris/bitstream/handle/10665/352279/WHO-2019-nCoV-clinical-2021.2- fre.pdf

13. Os Guias do INEAS: GUIA PARA O PERCURSO DO DOENTE SUSPEITO OU CONFIRMADO DE COVID-19. [Internet]. 2021. Disponível em: https://www.ineas.tn/sites/default/files/gpc_covid_19_version_11_mai_2021.pdf

14. Wagner C, Griesel M, Mikolajewska A, Mueller A, Nothacker M, Kley K, et al. Corticosteróides sistémicos para o tratamento da COVID-19. Grupo de Hematologia da Cochrane, editor. Cochrane Database Syst Rev [Internet]. 16 de agosto de 2021 [citado 19 de dezembro de 2022];2021(8). Disponible sur: http://doi.wiley.com/10.1002/14651858.CD014963

15. Langford BJ, So M, Raybardhan S, Leung V, Soucy JPR, Westwood D, et al. Prescrição de antibióticos em pacientes com COVID-19: revisão rápida e meta-análise. Clin Microbiol Infect. abril de 2021;27(4):520-31.

16. Godinjak AG. Valor preditivo dos sistemas de pontuação SAPS II e APACHE II para o resultado do paciente na unidade de terapia intensiva médica. Ata Medica Acad. 6 Dez 2016;45(2):89-95.

17. Naved SA, Siddiqui S, Khan FH. Correlação da pontuação APACHE-II com a mortalidade e o tempo de permanência numa unidade de cuidados intensivos. J Coll Physicians Surg--Pak JCPSP. Jan 2011;21(1):4-8.

18. Vincent JL, Moreno R, Takala J, Willatts S, De Mendonça A, Bruining H, et al. A pontuação SOFA (Sepsis-related Organ Failure Assessment) para descrever a disfunção/falha de órgãos: Em nome do Grupo de Trabalho sobre Problemas Relacionados com a Sépsis da Sociedade Europeia de Medicina Intensiva (ver colaboradores do projeto no anexo). Intensive Care Med. julho de 1996;22(7):707-10.

19. Leone M, Bouadma L, Bouhemad B, Brissaud O, Dauger S, Gibot S, et al. Pneumonia associada a cuidados de reanimação. Anesth Réanimation. setembro de 2018; 4 (5): 421-41.

20. 5ª Conferência de Consenso. Réanimation. Fev 2010;19(1):4-14.

21. Eggimann P, Pittet D. Candidoses en réanimationCandidíase e doentes em cuidados intensivos. Réanimation. maio de 2002;11(3):209-21.

22. TC de tórax na pneumonia por COVID-19: Uma revisão do conhecimento atual - PubMed [Internet]. [citado 6 abr 2023]. Disponível em: https://pubmed.ncbi.nlm.nih.gov/32571748/

23. Sun Z, Zhang N, Li Y, Xu X. Uma revisão sistemática dos resultados de imagiologia torácica na COVID-19. Quant Imaging Med Surg. maio de 2020;10(5):1058-79.

24. Imagem torácica na COVID-19 - PubMed [Internet]. [citado 6 abr 2023]. Disponível em: https://pubmed.ncbi.nlm.nih.gov/32737043/

25. Iy H, My H, H H, Kb N, A S, S H. O perfil de biomarcadores inflamatórios de pacientes hospitalizados com COVID-19 e sua associação com o resultado do paciente: Um único estudo centrado. PloS One [Internet]. 12 fev 2021 [citado 29 abr 2023];16(12). Disponível em: https://pubmed.ncbi.nlm.nih.gov/34855832/

26. Jiménez E, Fontán-Vela M, Valencia J, Fernandez-Jimenez I, Álvaro-Alonso EA, Izquierdo-García E, et al. Caraterísticas, complicações e resultados entre 1549 pacientes hospitalizados com COVID-19 num hospital secundário em Madrid, Espanha: um estudo retrospetivo de séries de casos. BMJ Open. 10 Nov 2020;10(11):e042398.

27. Harizi C, Cherif I, Najar N, Osman M, Mallekh R, Ayed OB, et al. Caraterísticas e factores de prognóstico da COVID-19 entre os casos infectados: uma análise tunisina a nível nacional. BMC Infect Dis. 3 Feb 2021;21(1):140.

28. Grasselli G, Greco M, Zanella A, Albano G, Antonelli M, Bellani G, et al. Factores de risco associados à mortalidade entre pacientes com COVID-19 em unidades de cuidados intensivos na Lombardia, Itália. JAMA Intern Med. 1 de outubro de 2020;180(10):1345-55.

29. Serafim RB, Póvoa P, Souza-Dantas V, Kalil AC, Salluh JIF. Evolução clínica e resultados de pacientes críticos com infeção por COVID-19: uma revisão sistemática. Clin Microbiol Infect [Internet]. Jan 2021 [citado 6 Dez 2022];27(1):47-54. Disponível em: https://linkinghub.elsevier.com/retrieve/pii/S1198743X20306480

30. Caraterísticas e resultados de 21 pacientes criticamente doentes com COVID-19 no estado de Washington. 2020;3.

31. Bahloul M, Kharrat S, Chtara K, Hafdhi M, Turki O, Baccouche N, et al. Caraterísticas

clínicas e resultados de doentes críticos com COVID-19 em Sfax, Tunísia. Acute Crit Care [Internet]. 28 Fev 2022 [citado 6 Dez 2022];37(1):84-93. Disponível em: http://accjournal.org/journal/view.php?doi=10.4266/acc.2021.00129

32. Emna ABID.pdf.

33. Huang Y, Lu Y, Huang YM, Wang M, Ling W, Sui Y, et al. Obesidade em pacientes com COVID-19: uma revisão sistemática e meta-análise. Metabolismo [Internet]. Dez 2020 [citado 6 Dez2022];113:154378. Disponível em: https://linkinghub.elsevier.com/retrieve/pii/S0026049520302420

34. Ejaz H, Alsrhani A, Zafar A, Javed H, Junaid K, Abdalla AE, et al. COVID-19 e comorbilidades: Impacto deletério nos doentes infectados. J Infect Public Health [Internet]. Dez 2020[citado 6 Dez 2022];13(12):1833-9. Disponível em: https://linkinghub.elsevier.com/retrieve/pii/S1876034120305943

35. Grasselli G, Greco M, Zanella A, Albano G, Antonelli M, Bellani G, et al. Factores de risco associados à mortalidade entre pacientes com COVID-19 em unidades de cuidados intensivos na Lombardia, Itália. JAMA Intern Med [Internet]. 1 de outubro de 2020 [citado 6 de dezembro de 2022];180(10):1345. Disponível em: https://jamanetwork.com/journals/jamainternalmedicine/fullarticle/2768601

36. Palaiodimos L, Kokkinidis DG, Li W, Karamanis D, Ognibene J, Arora S, et al. A obesidade grave, o aumento da idade e o sexo masculino estão independentemente associados a piores resultados intra-hospitalares e a uma maior mortalidade intra-hospitalar, numa coorte de doentes com COVID-19 no Bronx, Nova Iorque. Metabolismo [Internet]. julho de 2020 [citado 6 Dez 2022];108:154262. Disponível em: https://linkinghub.elsevier.com/retrieve/pii/S0026049520301268

37. Borobia A, Carcas A, Arnalich F, Álvarez-Sala R, Monserrat-Villatoro J, Quintana M, et al. Uma coorte de pacientes com COVID-19 em um grande hospital universitário na Europa. J Clin Med [Internet]. 4 de junho de 2020 [citado 6 Dez 2022];9(6):1733. Disponível em: https://www.mdpi.com/2077-0383/9/6/1733

38. Pedersen HP, Hildebrandt T, Poulsen A, Uslu B, Knudsen HH, Roed J, et al. Experiências iniciais de pacientes com COVID-19 em suporte ventilatório na Dinamarca. 2020;4.

39. Metnitz PGH, Moreno RP, Fellinger T, Posch M, Zajic P. Avaliação e calibração do SAPS 3 em pacientes com COVID-19 internados em unidades de terapia intensiva. Medicina

Intensiva [Internet]. agosto de 2021 [citado 7 Dez 2022];47(8):910-2. Disponible sur: https://link.springer.com/10.1007/s00134-021-06436-9

40. Saida IB, Ennouri E, Nachi R, Meddeb K, Mahmoud J, Thabet N, et al. COVID-19 muito grave nos doentes críticos na Tunísia. Pan Afr Med J [Internet]. 2020 [citado 8 Dez 2022];35. Disponível em: https://www.panafrican-med-journal.com/content/series/35/2/136/full

41. Lázaro APP, Albuquerque PLMM, Meneses GC, Zaranza M de S, Batista AB, Aragão NLP, et al. Pacientes criticamente doentes com COVID-19 no nordeste do Brasil: preditores de mortalidade durante a primeira e segunda ondas incluindo SAPS 3. Trans R Soc Trop Med Hyg [Internet]. 1 Nov 2022 [cited 7 Dec 2022];116(11):1054-62. Disponível em: https://academic.oup.com/trstmh/article/116/11/1054/6590401

42. Yang X, Yu Y, Xu J, Shu H, Xia J, Liu H, et al. Evolução clínica e resultados de doentes em estado crítico com pneumonia por SARS-CoV-2 em Wuhan, China: um estudo observacional, retrospetivo e de centro único. Lancet Respir Med [Internet]. maio de 2020 [citado 6 Dez 2022];8(5):475-81. Disponível em: https://linkinghub.elsevier.com/retrieve/pii/S2213260020300795

43. Pascarella G, Strumia A, Piliego C, Bruno F, Del Buono R, Costa F, et al. Diagnóstico e gestão da COVID-19: uma revisão exaustiva. J Intern Med [Internet]. agosto de 2020 [citado 7 Dez 2022];288(2):192-206. Disponível em: https://onlinelibrary.wiley.com/doi/10.1111/joim.13091

44. Raoof S, Nava S, Carpati C, Hill NS. Ventilação de alto fluxo, não invasiva e pronação acordada (não intubação) em pacientes com doença de coronavírus 2019 com insuficiência respiratória. Peito. Nov 2020;158(5):1992-2002.

45. Winck JC, Scala R. Caminhos de suporte respiratório não invasivo em pacientes hospitalizados com COVID-19: proposta de um algoritmo. Pneumologia [Internet]. julho 2021 [citado 8 Dez 2022];27(4):305-12. Disponível em: https://linkinghub.elsevier.com/retrieve/pii/S2531043720302658

46. Ferreyro BL, Angriman F, Munshi L, Del Sorbo L, Ferguson ND, Rochwerg B, et al. Association of Noninvasive Oxygenation Strategies With All-Cause Mortality in Adults With Acute Hypoxemic Respiratory Failure: A Systematic Review and Meta-analysis. JAMA. 7 Jul 2020;324(1):57-67.

47. Grieco DL, Menga LS, Cesarano M, Rosà T, Spadaro S, Bitondo MM, et al. Efeito da

Ventilação Não Invasiva com Capacete vs Oxigénio Nasal de Alto Fluxo nos Dias Livres de Suporte Respiratório em Pacientes com COVID-19 e Insuficiência Respiratória Hipoxémica Moderada a Grave: The HENIVOT Randomized Clinical Trial. JAMA [Internet]. 4 de maio de 2021 [citado 8 Dez 2022];325(17):1731. Disponível em: https://jamanetwork.com/journals/jama/fullarticle/2778088

48. Gupta S, Hayek SS, Wang W, Chan L, Mathews KS, Melamed ML, et al. Factores associados à morte em doentes em estado crítico com a doença do coronavírus 2019 nos EUA. JAMA Intern Med [Internet]. 1 de novembro de 2020 [citado em 7 de dezembro de 2022]; 180 (11): 1436. Disponível em: https://jamanetwork.com/journals/jamainternalmedicine/fullarticle/2768602

49. AbdelGhaffar MM, Omran D, Elgebaly A, Bahbah EI, Afify S, AlSoda M, et al. Previsão da mortalidade em doentes egípcios hospitalizados com doença de Coronavírus-2019: Um estudo retrospetivo multicêntrico. Mitra P, editor. PLOS ONE [Internet]. 11 Jan 2022 [citado 8 Dez2022];17(1):e0262348. Disponível em: https://dx.plos.org/10.1371/journal.pone.0262348

50. G G, E C, G F, M I, A Z, A C, et al. Parâmetros de ventilação mecânica em pacientes críticos com COVID-19: uma revisão de escopo. Crit Care Lond Engl [Internet]. 20 de março de 2021 [citado 1 de maio de 2023];25(1). Disponível em: https://pubmed.ncbi.nlm.nih.gov/33743812/

51. Grupo COVID-ICU em nome da Rede REVA e dos Investigadores COVID-ICU. Caraterísticas clínicas e resultados do dia 90 de 4244 adultos gravemente enfermos com COVID-19: um estudo de coorte prospetivo. Medicina Intensiva. Jan 2021;47(1):60-73.

52. Caraterísticas de base e resultados de 1591 pacientes infectados com SARS-CoV-2 admitidos em UTIs da região da Lombardia, Itália - PubMed [Internet]. [cited 2 May 2023]. Disponível em: https://pubmed.ncbi.nlm.nih.gov/32250385/

53. Bardi T, Pintado V, Gomez-Rojo M, Escudero-Sanchez R, Azzam Lopez A, Diez-Remesal Y, et al. Infecções nosocomiais associadas à COVID-19 na unidade de cuidados intensivos: caraterísticas clínicas e resultados. Eur J Clin Microbiol Infect Dis [Internet]. março de 2021 [citado 10 Dez 2022];40(3):495-502. Disponível em: http://link.springer.com/10.1007/s10096- 020-04142-w

54. Gabarre P, Dumas G, Zafrani L. Insuficiência renal aguda em pacientes com COVID-19 em cuidados intensivos. :10.

55. Resultados dos cuidados intensivos em pacientes com COVID-19: uma revisão sistemática e meta-análise.pdf.

56. Grieco DL, Menga LS, Eleuteri D, Antonelli M. Patient self-inflicted lung injury: implications for acute hypoxemic respiratory failure and ARDS patients on non-invasive support. Minerva Anestesiol. Set 2019;85(9):1014-23.

57. Meddeb K, Chelbi H, Boussarsar M. Medo, preparação e Covid-19. Tunis Med. maio de 2020;98(5):321-3.

58. Menga LS, Cese LD, Bongiovanni F, Lombardi G, Michi T, Luciani F, et al. Elevada taxa de insucesso das estratégias de oxigenação não invasiva em indivíduos criticamente doentes com insuficiência respiratória hipoxémica aguda devido à COVID-19. Respir Care. maio de 2021;66(5):705-14.

59. Weerakkody S, Arina P, Glenister J, Cottrell S, Boscaini-Gilroy G, Singer M, et al. Suporte respiratório não invasivo no tratamento da pneumonia aguda por COVID-19: considerações para a prática clínica e prioridades para a investigação. Lancet Respir Med. Feb 2022;10(2):199-213.

60. Wang JG, Liu B, Percha B, Pan S, Goel N, Mathews KS, et al. Doença cardiovascular e hipoxemia grave estão associadas a taxas mais altas de falha de suporte respiratório não invasivo na pneumonia por doença de coronavírus 2019. Crit Care Explor [Internet]. 2021 [citado 4 maio2023];e0355-e0355. Disponível em: https://www.ncbi.nlm.nih.gov/pmc/articles/PMC7909114

61. Grieco DL, Maggiore SM, Roca O, Spinelli E, Patel BK, Thille AW, et al. Suporte ventilatório não invasivo e oxigénio nasal de alto fluxo como tratamento de primeira linha da insuficiência respiratória hipoxémica aguda e da SDRA. Intensive Care Med [Internet]. 2021 [citado 4 de maio de 2023];47(8):851-66. Disponível em: https://www.ncbi.nlm.nih.gov/pmc/articles/PMC8261815/

62. Ben Dhia B, Essafi F, Ben Ismail K, Ben Slimene N, Bellardh H, Kaddour M, et al. Ventilação não invasiva em doentes com pneumonia relacionada com a COVID-19: viabilidade e impacto clínico. Rev Mal Respir Atual [Internet]. 1 Dez 2021 [citado 5 maio 2023];14(1):147-147. Disponível em: https://europepmc.org/articles/PMC8709596

63. Bertaina M, Nuñez-Gil IJ, Franchin L, Fernández Rozas I, Arroyo-Espliguero R, Viana-Llamas MC, et al. Non-invasive ventilation for SARS-CoV-2 acute respiratory failure: a subanalysis from the HOPE COVID-19 registry. Emerg Med J EMJ. maio de 2021;38(5):359-

65.

64. Girault C. COVID-19 e insuficiência respiratória aguda: particularidades do manejo ventilatório. Rev Mal Respir Atual [Internet]. 1 dez 2022 [citado 3 abr 2023];14(2, Suplemento 2):2S483-91. Disponível em: https://www.sciencedirect.com/science/article/pii/S1877120322007856

65. Bahloul M, Kharrat S, Hafdhi M, Maalla A, Turki O, Chtara K, et al. Impacto da posição prona nos resultados de pacientes com COVID-19 com respiração espontânea. Cuidados Críticos Agudos [Internet]. 31 de agosto de 2021 [citado em 8 de dezembro de 2022]; 36 (3): 208-14. Disponível em: http://accjournal.org/journal/view.php?doi=10.4266/acc.2021.00500

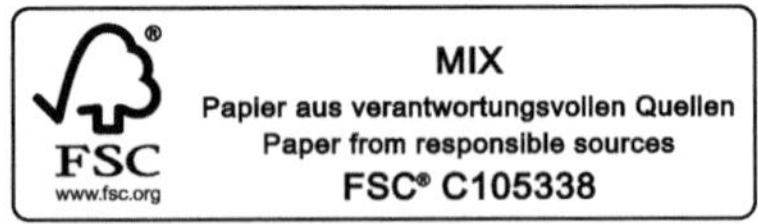

Printed by Books on Demand GmbH, Norderstedt / Germany